AF324512

# Correction des Anomalies dentaires chez les Enfants

Par Henri VILLAIN, D. D. S.

Professeur à l'Ecole dentaire de Paris.

En prenant la parole aujourd'hui sur un sujet déjà ancien, quel est notre but ?

Simplement combattre les réponses de beaucoup de confrères aux parents de jeunes patients :

Votre enfant est trop jeune. Il a encore des dents de lait. Attendons les dents permanentes. C'est trop tôt, nous verrons plus tard, etc., etc. ; en un mot:

« Il faut attendre ».

L'idée de commencer les redressements de bonne heure, certes, n'est pas nouvelle ; j'ai fouillé un peu la bibliographie professionnelle et j'ai trouvé quelques auteurs qui, depuis une dizaine d'années, avaient défendu cette thèse.

En 1909, notre confrère Subirana, de Madrid, fait un article sur « l'âge des redressements ».

Il préconise de les faire de 8 à 11 ans, de ne jamais attendre l'éruption de la dent de 12 ans.

Il cite cette phrase de Boniquet à propos d'*hygiène* et remplace ce mot par orthodontie :

« Jamais l'orthodontie n'a plus d'efficacité que quand elle exerce son action pendant l'enfance » et plus loin, suivant l'expression de Fonsagrives :

« Une heure d'orthodontie chez un enfant équivaut à un jour d'efforts chez un adulte ».

En 1911, de Croës a écrit un article sur cette même question intitulé : « L'âge du redressement ».

Notre confrère donne une série de raisons pour expliquer pourquoi à cette époque il était d'usage courant d'attendre l'évolution complète des 28 dents, c'est-à-dire au moins l'âge de 12 ans.

Pour réfuter cette thèse, il met en parallèle d'autres raisons qui sont en contradiction absolue avec les premières et conclut : qu'il n'y a pas d'âge pour le redressement, qu'il doit être tenté dès qu'il apparaît, qu'il n'y a pas un redressement pendant l'évolution vicieuse des dents, qu'il peut y avoir des redressements chaque fois que, pendant cette évolution, il y a des anomalies, et il termine par cette conclusion générale :

« Attendre l'évolution complète de toutes les dents est une thérapeutique d'expectative toujours nuisible et souvent funeste à l'état général de l'enfant ».

Pont, en 1912, publie un article très long et très documenté dans l'*Odontologie* : A quel âge doit-on entreprendre un redressement ? Il rejette l'ancienne méthode qui préconisait l'âge de 11 à 16 ans comme l'époque la plus favorable et se rallie à la nouvelle école admettant qu'il faut entreprendre le traitement des malpositions dentaires dès qu'elles se présentent et par conséquent dès leur début. Il cite plusieurs observations et entre autres celle d'un frère et d'une sœur chez lesquels il fit le redressement à l'âge de 4 ans et 2 ans et demi. Il s'agissait de prognathisme et le traitement fut terminé en 6 mois.

Après lui, Siffre, en 1912 également, publie un article intitulé : A quel âge la thérapeutique corrective des irrégularités dentaires est-elle indiquée ?

En de vibrantes pages, l'auteur condamne sévèrement la thérapeutique expectative, s'étonnant qu'en 1912 on puisse encore trouver des dentistes qui donnent le bon conseil *d'attendre*.

Il cite quelques exceptions sans cependant paraître s'occuper particulièrement de l'occlusion normale ou anormale.

Enfin, je vais citer un de nos confrères américains qui vient de mourir et dont je veux saluer ici la mémoire, le D^r Bogue, qui s'est toujours intéressé beaucoup à cette spécialité.

Bogue exerça à Paris, il y a une vingtaine d'années, quelques-uns ici l'ont sans doute connu.

Il retourna en Amérique continuer sa profession ; nous avons eu occasion de le rencontrer à l'un de ses derniers voyages à Paris, il y a une dizaine d'années, et de causer longtemps avec lui sur l'orthodontie. Dès son retour en

Amérique, il nous envoya une série de brochures, de communications faites sur les redressements.

Puis, dernièrement, notre ami Quintin, de Bruxelles, avec lequel j'avais discuté la question, nous envoya une brochure de Bogue, contenant une série de 11 communications exclusivement sur l'orthodontie sur les dents de lait.

Bogue n'attendait pas de pouvoir s'ancrer sur les dents de six ans, bien au contraire, il agissait uniquement sur les dents de lait, ne prenant point d'appui que sur ces dernières. Il préconisait le redressement à partir de l'âge de 3 ans et surtout vers la 5ᵉ ou la 6ᵉ année.

Il donnait une série de raisons intéressantes à connaitre et dont voici la traduction :

« 1º Une des raisons les plus importantes pour commencer l'orthodontie dès l'âge de 5 ou *6 ans*, c'est que, les appareils de redressement étant appliqués aux dents temporaires, il n'est pas à craindre qu'ils causent de la carie aux dents permanentes ;

» 2º Comme les arcades ont en général besoin d'être agrandies, en amenant les molaires temporaires à leur position exacte, on entraine les cryptes des bicuspides permanentes avec elles, de sorte que, quand les racines des bicuspides se développent, elles sont déjà en position exacte ;

» 3º Comme l'orthodontie aide au développement et que celui-ci ne se fait pas vers l'arrière, il y a moins à craindre un retour à l'état primitif d'irrégularité ;

» 4º La plus grande facilité avec laquelle le travail s'accomplit ;

» 5º L'absence de douleur, si tous les préliminaires sont exécutés avec soin ;

» 6º Le travail réel est accompli en beaucoup moins de temps et avec beaucoup moins de trouble pour le bien-être physique du patient et à beaucoup moins de frais ».

Puis il se plaçait au point de vue général du développement de l'enfant.

Plus le redressement est fait de bonne heure, plus vous avez de chance de faciliter le développement général de l'enfant. Vous faciliterez en même temps le développement du nez, de la bouche, de la gorge, des poumons, en un mot des voies respiratoires, vous éviterez ainsi le plus souvent les végétations adénoïdes.

A ce sujet il nous rappelle la récente communication de notre confrère Richard-Chauvin qui préconisait l'expansion des maxillaires, la correction de l'atrésie pour faire disparaître les végétations adénoïdes, et qui, lui aussi, cherchait à démontrer qu'après son intervention les enfants se développaient avec rapidité.

Si ces thèses sont vraies, n'est-ce pas là une preuve certaine qu'il y a intérêt à commencer la correction des anomalies dentaires de bonne heure ?

Sans chercher à commencer les redressements par trop tôt chez nos petits patients parisiens plus ou moins nerveux, plus ou moins gâtés et fatigués par la vie surmenée de Paris, sans vouloir entreprendre les traitements avec des appareils à l'âge de 3 ans ni même à 5 ou 6 ans, nous disons qu'en principe beaucoup de cas peuvent être traités entre 8 et 10 ans, et cela pour le plus grand profit des enfants et de nous-mêmes.

Pour montrer les résultats, *non pas définitifs*, mais déjà très appréciables que l'on obtient en commençant d'assez bonne heure, je vais vous donner 4 observations avec les modèles de redressements au point où ils en sont aujourd'hui.

1° M^lle G..., 8 ans 1/2.
2° M^lle S..., 10 ans 1/2.
3° M^lle B..., 8 ans.
4° M^lle T..., 14 ans.

### 1^re Observation.

M^lle G..., 8 ans 1/2 (voir planche 1 et 1 *bis*).

Posé appareil caoutchouc supérieur le 13 juin 1919 pour pousser légèrement les incisives latérale et centrale supérieures droites qui étaient en rétrusion.

Le 3 juillet 1919, rectification de cet appareil pour maintenir.

Fin juillet 1919, départ pour les vacances (suppression de tout appareil).

Nous sommes resté dans l'expectative pendant 14 mois.

Le 3 novembre 1920, l'enfant avait 10 ans.

Posé appareil inférieur d'Angle le 3 novembre 1920.

Posé appareil supérieur d'Angle le 17 novembre 1920.

PLANCHE 1

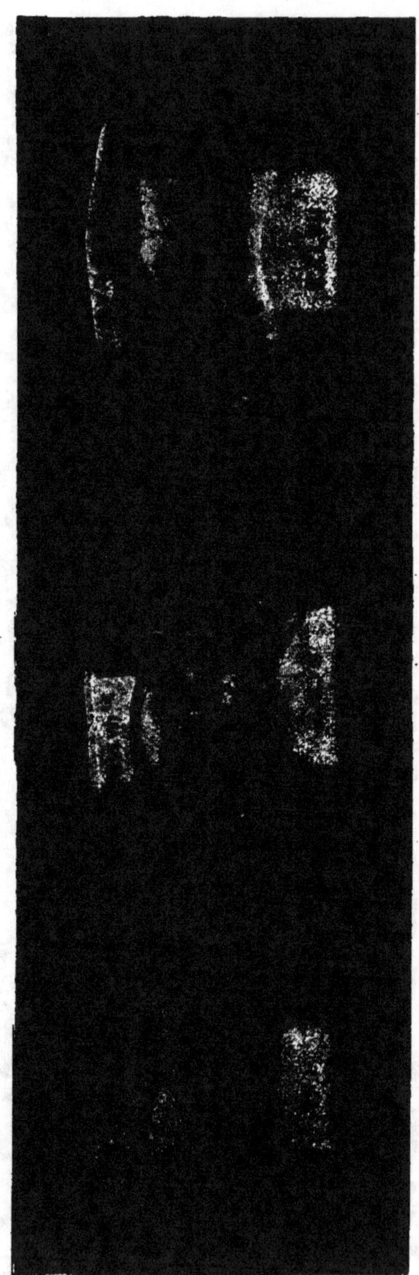

PLANCHE I *bis*.

Le 10 juin 1921, enlèvement des appareils d'Angle et pose d'appareils en vulcanite pour les vacances.

Le 20 octobre 1921, retour des vacances, l'enfant garde ces appareils comme appareils de maintien.

Le 24 novembre, simple visite.

Le 4 janvier 1922, suppression de l'appareil supérieur.

L'enfant ne garde plus que l'appareil inférieur pour le moment.

### 2e OBSERVATION.

M^lle S.... 10 ans 1/2 (voir planche II).

Posé appareil inférieur le 6 avril 1921, arc d'Angle avec force intermaxillaire.

PLANCHE II.

Posé appareil supérieur le 15 avril 1921, arc d'Angle avec force intermaxillaire.

La force intermaxillaire fut laissée 2 mois, l'enfant partant en vacances les premiers jours de juin.

Le 1er juin 1921 fut posé un appareil en vulcanite avec plan incliné et fil faisant ressort sur les dents.

L'enfant est revenue de vacances le 9 novembre 1921 et continue à porter son appareil en vulcanite qui lui sert d'appareil de maintien.

### 3e OBSERVATION.

M^lle B..., 8 ans (enfant habitant la province et venant tous les 2 ou 3 mois pour son traitement).

Protrusion du massif supérieur avec rétrusion du maxillaire inférieur et manque de développement du menton.

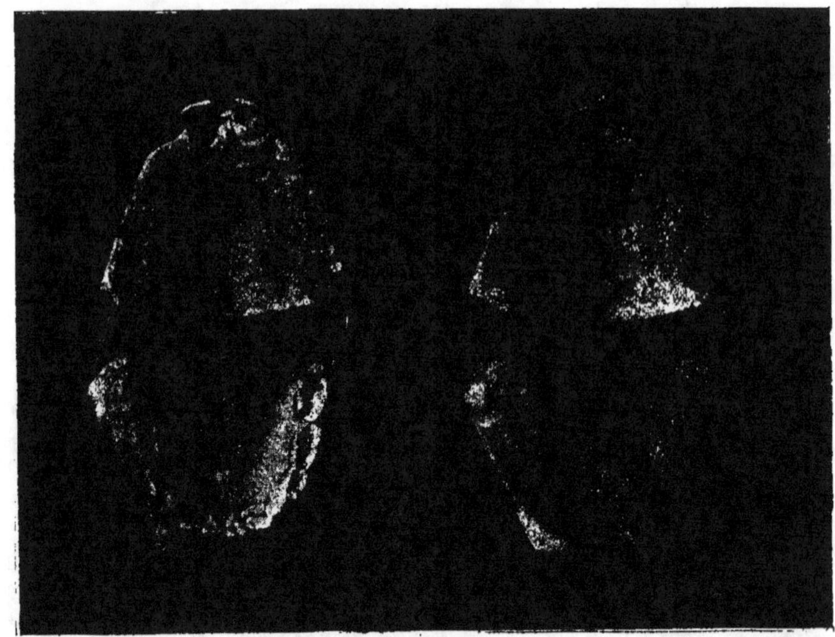

PLANCHE III.

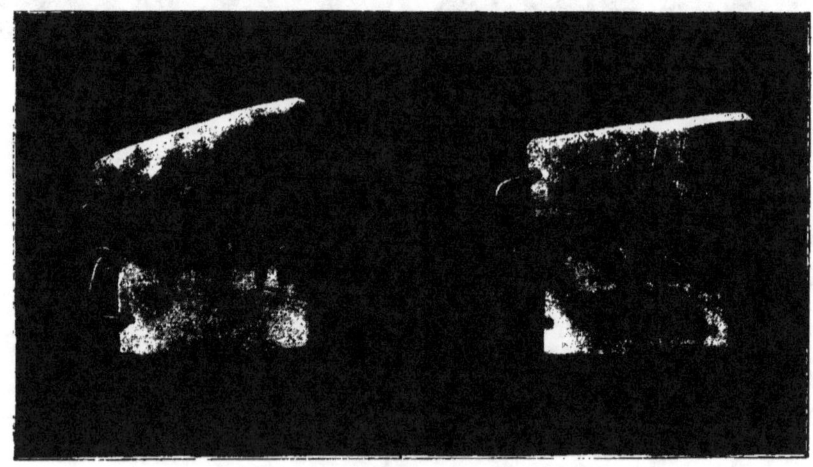

PLANCHE III *bis.*

Le 8 janvier 1920, posé appareil supérieur en vulcanite avec plan incliné et surélévation de l'occlusion pour laisser évoluer les dents de 6 ans. Fil or en avant pour faire pression sur dents antérieures.

En mars 1920, rectification du plan incliné pour l'exagérer encore.

En juillet 1921, posé appareil de maintien avec fil et plan incliné.

*Résultat :* Modification certaine au niveau de l'articulation temporo-maxillaire par avancement de tout le menton donnant une très grande amélioration du profil.

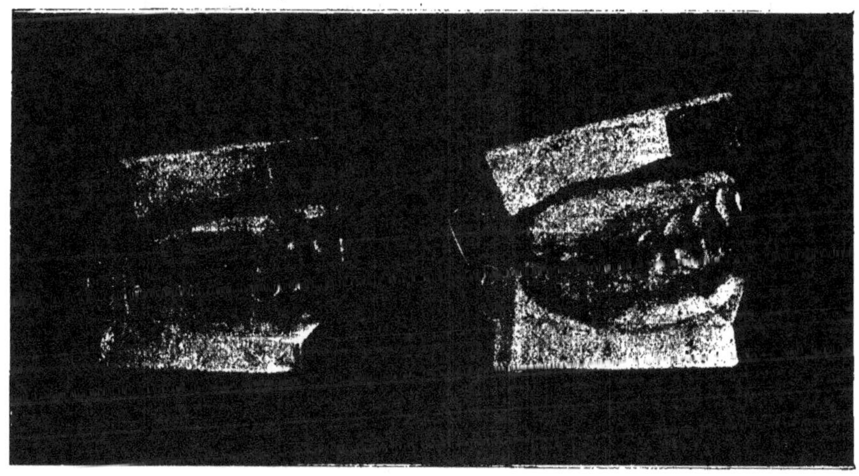

PLANCHE IV.

### 4<sup>e</sup> OBSERVATION.

Enfin, pour terminer, une dernière observation, celle de M<sup>lle</sup> T..., âgée de 14 ans (planche IV), atteinte de rétrusion du maxillaire inférieur.

Comme le montre la figure, l'anomalie dentaire fut parfaitement corrigée, donnant un engrènement parfait de toutes les dents.

Malheureusement sur cette enfant de 14 ans, nous avons bien corrigé les dents, mais pas le profil, le menton fuyant, en retrait, ne subit aucune modification heureuse, contrairement à la précédente observation, M<sup>lle</sup> B..., planche III.

Pour conclure, je m'excuse d'avoir aujourd'hui traité devant vous cette question qui devrait être résolue depuis longtemps par tous.

Mais je pense qu'il n'y a pas grand'chose de nouveau sous le soleil, que la plupart du temps ce sont les mêmes sujets vus ou traités sous un autre jour ;

Qu'en tout cas il ne peut pas n'y avoir que des choses nouvelles, et qu'il est bon quelquefois de jeter un coup d'œil en arrière, de reprendre les théories d'auteurs qui sont parfois trop oubliées, j'en profite pour m'excuser auprès de ceux que j'aurais pu omettre.

Et si, aujourd'hui, je me suis cru autorisé à prendre la parole sur cette question, j'y ai certes été poussé par la lutte que j'ai dû soutenir trop souvent auprès de parents à qui on avait dit qu'il fallait *attendre*.

Si j'ai pu vous convaincre de la nécessité de *ne pas attendre*, ce qui dans ce milieu est une bataille bien facile à gagner, j'aurai atteint mon but.

MELLOTTÉE, Imp. — Paris-Châteauroux.